Cabello largo en 30 días

Manual de belleza natural
Crecimiento capilar basado en ciencia

Ana Maria Paternina

Nota del autor:

La alopecia es una enfermedad compleja, que puede ser causada por diversos factores, entre ellos: factores alimenticios y de absorción de nutrientes, que pueden esconder una anemia y otras deficiencias.

La alopecia puede ser causada por factores psicológicos, como depresión, estrés o ansiedad, factores infecciosos, endocrinos (en el caso de las mujeres disminución de estrógenos, aumento de andrógenos), factores del sistema inmune, y hasta traumatismos, que intervienen sobre la base genética que determina la formación del folículo piloso, llegando a cambiar el normal funcionamiento del ciclo de crecimiento del cabello.
Por estos motivos, aconsejamos despejar todas sus dudas con su médico de cabecera.

Este libro no pretende sustituir el consejo del doctor, sino compartir información verídica, que puede ser muy útil, para toda persona que se preocupa por el estado de salud de su cabello.

Acerca de la autora

Uno de los recuerdos de mi infancia, era ver a mi madre con su libro de plantas medicinales, y el olor a toronjil en toda la casa. Los remedios con ajo y limón nunca faltaban, y era tan normal ver aguacates y sábila que no serían para consumo de nadie, sino para su hermosa cabellera, larga y abundante, elogiada por todos.

Recuerdo que sus libros de medicina natural y remedios caseros pasaron por mis manos siendo aun una niña pequeña, y cuando tuve claro que la naturaleza también era fuente de belleza y juventud, quede fascinada, supe que ella y yo andaríamos de la mano toda la vida.

La belleza y la ciencia, son tópicos de lectura que me apasionan, por lo que hace mucho tiempo tuve claro mi deseo de compartir lo poco que he aprendido, y para mi es un verdadero placer trasladar este conocimiento a otros, con ese objetivo nacio el proyecto del blog nació hace 10 años, pero se hizo una realidad en el 2018. Después de un año de administrar el blog de belleza natural he recopilado en este trabajo algunas de las mejores opciones que ofrece la naturaleza para embellecer el cabello. Sé que se van a maravillar con los resultados.

Ana Maria Paternina

Índice

Introducción

Tener el cabello más largo es el sueño de muchas mujeres, hay algunas que tienen la genética de su lado, y para ellas resulta fácil lograr un cabello largo en menos tiempo y sin tantos cuidados, pero para la mayoría de mujeres, esto no es así.

Para lograr nuestra meta, de tener un cabello más largo, necesitaremos una estrategia. La estrategia consiste en seguir una rutina de crecimiento, basada en la bibliografía de este libro.

Todas las preparaciones de este libro, han sido cuidadosamente elegidas para que la lleven a su objetivo, todas han sido probadas en varios estudios y ensayos clínicos, muchas de ellas de fecha bastante reciente, si es constante, guarda su alimentación, su salud física y mental, conseguirá los resultados que busca y estará satisfecha de haber seguido las sugerencias de este material.

1. La Rutina

1. Tratamiento hidratante cada semana, con un producto capilar para ese propósito, hidratar.

2. El mismo día de la hidratación realizaremos tratamiento de crecimiento, esto es, una vez a la semana, mientras la hidratación será en medios y puntas, el de crecimiento será en el cuero cabelludo.

3. Masajes con la yema de los dedos, con cepillo o con aparato, todos los días, o por lo menos 5 veces a la semana, por 5 minutos.

4. Realizaremos un pre poo dos veces al mes, esto es un baño de aceite, de coco preferiblemente. Para cabello normal a seco dos veces al mes en todo el cabello. Si es graso, aceite de coco mezclado con aceite esencial, puede ser de árbol de té, o de limón, o de menta, y será aplicado de medios a puntas una vez al mes.

5. Tratamiento reconstructivo a base de proteínas, reparación intensiva, haremos esto dos veces al mes, para ello debe tener un masaje capilar a base de proteína, ya sea vegetal o animal.

Esta rutina está basada en abundante evidencia científica, acerca de los tratamientos que promueven y aceleran el ritmo de crecimiento al mes, engrosan la hebra capilar, aumentan el número de folículo pilosos y lo hace menos quebradizo.

Vamos a conocer como es el ciclo de crecimiento del cabello. Hay 3 fases de crecimiento.

Fase de crecimiento o anágena.

Aquí el cabello nace y crece, va de 2 a 7 años, pero se puede alargar más, científicamente comprobado, y en este libro se incluyen los pasos y tratamientos que harán esto una realidad. La longitud del cabello viene determinada por esta fase, cuanto más dure esta etapa, más largos serán los cabellos.

Fase de transición o catágena.

En esta etapa la actividad de las células del folículo se detiene, provocando una parada del crecimiento, y la caída posterior. Esta fase dura entre 3 y 6 semanas.

Fase de reposo o telógena.

En esta etapa, el folículo descansa y el pelo comienza a caerse. Dura de 2 a 3 meses y durante todo el proceso, la raíz del pelo permanece en el folículo. Cuando termina esta etapa, comienza la fase de crecimiento nuevamente.

Se estima que el 85% del cabello está en anágeno, el 1% en catágeno, y el 14% en telógeno.

Se ha demostrado que los tratamientos para crecimiento contenidos en este libro, acortan la duración de esta última fase, y el cabello salta más rápidamente a la fase anágena para volver a comenzar el ciclo de crecimiento.

2. Alimentación y estrés

La comida es la mejor fuente de vitaminas y nutrientes para la salud y crecimiento del cabello. Sin embargo, si no logras obtener suficiente en tu dieta (situación bastante común), los suplementos pueden ser útiles y necesarios. Un suplemento multivitamínico resulta más aconsejable que una vitamina individual.

A continuación, la lista de los nutrientes que deben abundar en tu dieta.

PROTEÍNAS. El cabello está hecho casi enteramente de proteínas. Puede ser de origen animal o vegetal.

Vitamina A: Indispensable para que las células puedan crecer, esto incluye el cabello, que es el tejido de más rápido crecimiento en el cuerpo humano.

Vitaminas del complejo B: Porque son los que transportan oxígeno y nutrientes al cuero cabelludo y los folículos pilosos.

Vitamina C: Antioxidante que ayuda a proteger contra el estrés oxidativo causado por los radicales libres, as absorbible por la piel. Además, el cuerpo necesita vitamina C para crear una proteína conocida como colágeno, una parte importante de la estructura del cabello.

Vitamina D: Los niveles bajos de vitamina D están relacionados con la ALOPECIA, un término técnico para la pérdida del cabello.

Vitamina E: Es un antioxidante que puede prevenir el estrés oxidativo. En un estudio, las personas con pérdida de cabello experimentaron un aumento del 34,5% en el crecimiento del cabello después de suplementar con vitamina E durante 8 meses.

Hierro: Ayuda a que los glóbulos rojos transporten oxígeno a sus células. La deficiencia de hierro, desencadena la anemia y es una de las causas más comunes de pérdida de cabello.

Zinc: Es el oligoelemento más importante, después del hierro, que concentra nuestro organismo. Algunos expertos aseguran que la falta de zinc es, en realidad, la principal causante del deterioro de la estructura de la proteína que compone el folículo piloso.

Omega 3: Tiene un efecto tranquilizador sobre el organismo. En situaciones de estrés, el cuerpo segrega cortisol, que es una hormona de corte militar que asume el mando y empieza a ordenar al organismo, privando al cabello de recibir los nutrientes que necesita, con la consecuente caída, adelgazamiento y ralentizamiento de su ritmo de crecimiento.

¿Deseas un cabello fuerte, sano y más largo? Toma un vaso de agua al levantarte, y 7 más en el trascurso del día. Comienza tu jornada con un desayuno que te proporcione los nutrientes para este objetivo: Huevos, proteína vegetal o animal, frutas y verduras. Agrega tomates, espinacas, pimentones y cebolla a tus *omelettes*.

Trata que en tus meriendas incluyas uno o dos alimentos que favorezcan la producción de colágeno, de modo natural: una fruta alta en vitamina C, como una naranja, un kiwi, o cualquier otra de tu agrado.

Que no falte la manzana en tu dieta, especialmente la variedad RED DELICIOUS, rica en PROCYANIDIN B-2, un compuesto natural que hace que crezca nuevo cabello, este se encuentra también, en menor medida, en el chocolate negro, y el jugo de cranberry. los tipos de manzanas con más concentración de Procyanidin son: red delicious la de mayor concentración, le siguen granny smith, golden delicious y mcintosh apple.

Otros alimentos recomendados: Levadura de cerveza, huevos, vino tinto, pescados azules (salmón, sardinas, atún), vegetales verdes, espinacas, brócoli, coles, frutas cítricas como limón, naranja, kiwi, etc.

¿Tienes antojo de algo dulce, de un postre? Elige la gelatina, es deliciosa, fácil de hacer y refrigerar, divertida, ¡y es colágeno puro!

Trata de consumir alimentos ricos en proteína en cada comida principal, desayuno, almuerzo y cena, puede ser proteína animal, o vegetal, pero esto es muy importante.

¡Haz que sobreabunde la ensalada en tus platos, entre más colorida, mejor! Todos los días consume un plato grande de ensalada.

Que no falten las zanahorias, chirivías, remolachas, tomates, cebollas, olivas, aguacates, lechugas, brócoli, habichuelas, hojas de mostaza, berros, coles, cebolla roja, dátiles, higos, salvado de trigo, salvado de arroz. Atrévete a probar nuevas combinaciones, agrega frutos secos y semillas a tus ensaladas y a tus jugos para hacerlos más ricos haz que alimentación sea divertida, que la disfrutes.

Recuerda elegir las frutas y verduras de color morado, rojo y naranja principalmente.

Es importante mantener tus niveles de estrés a raya, prepara una bebida relajante, que será el mejor acompañante de tus comidas, como el té de valeriana, que es digestivo y además te ayudaran a estar relajada y aportaran antioxidantes y otros nutrientes muy importantes para estar bellas. El ginseng es una raíz que favorece a las personas que sufren estrés.

Otras plantas que estimulan la producción de colágeno y que pueden acompañar tus comidas: caléndula, cola de caballo, té de manzanilla, té verde, té negro, té blanco, limonada natural, jugo de naranja para el desayuno, té *matcha*, té de canela, té de tomillo, té de menta.

Como aromaterapia, el aceite esencial de lavanda y el aceite esencial de la hierba de san juan (HIPÉRICO) son efectivos relajantes para casos de estrés y depresión, respectivamente. El estrés afecta negativamente al cabello: Un estudio realizado en el año 2003 y publicado por The American Journal of Pathology (AJP), revelo que el estrés psicoemocional de hecho altera el ciclo real del folículo piloso (HF) in vivo, es decir, termina prematuramente la duración normal del crecimiento activo del cabello (anágeno) en ratones. Es critico tratar el estrés, antes de comenzar un tratamiento natural para cabello largo.

Vemos la importancia de una dieta rica, que supla todos los nutrientes que el cuerpo necesita para sus funciones, y además tener una buena salud física y mental, hay medicamentos que tienen como efecto secundario perdida de cabello, lo mismo sucede con los problemas hormonales y ciertas enfermedades. Comenzar un tratamiento natural sufriendo estas anomalías, nos dará un resultado limitado, temporal o quizás nulo. La salud del cabello depende de la salud de tu cuerpo. Si tienes una deficiencia importante de un nutriente esencial o un problema de salud, tu cabello lo resentirá.

3. Recetario para nutrir cabello, piel y uñas

Los jugos son bebidas importantes y muy nutritivas para recuperar y mantener la belleza del cabello, la ventaja de un jugo, es que en una sola comida puedes recibir una gran cantidad de vitaminas, minerales, antioxidantes al tiempo.

Los jugos deben ser naturales y sin azúcar agregado. Jugos *detox*, que limpian y barren el sistema digestivo para una piel radiante y joven, libre de imperfecciones, conviene tomarlos una o dos veces a la semana.

Los jugos y las ensaladas deben ser consumidos inmediatamente, porque son susceptibles de oxidación.

Prepara el caldo de huesos para colágeno, a base de huesos de cordero, vaca, pescado pollo, déjalo cocinar por una a tres horas a fuego bajo. Los últimos 20 minutos de cocción, agrega los vegetales de tu preferencia.

Prueba opciones nuevas de suplementar tu alimentación de modo natural: levadura de cerveza, espirulina, clorofila, cola de caballo, silimarina, algas marinas, aceite de onagra, etc.

A continuación recetas de jugos y ensaladas muy completas que aportannutricion al cabello, a la piel y a nuestras uñas. Consúmalos frecuentemente.

Es importante el utensilio que usa para preparar sus jugos, algunas frutas blandas como las bananas, conviene más usar una licuadora y agregar el líquido, ya sea agua o la leche de su preferencia.

Algunos vegetales y raíces, conviene más extraer su jugo con un extractor de jugos. Ejemplo claro son el apio, las zanahorias, las remolachas (betabel), jengibre, así como también algunas frutas de consistencia más duras como las manzanas.

3.1 Jugos

Los jugos son importantes por ser una manera fácil, practica y muy deliciosa de incorporar en una sola bebida una amplia variedad de vitaminas y minerales que son necesarios para la salud y belleza de nuestra piel y cabello. Así podemos suplir la gran mayoría de estos micronutrientes esenciales, cuya deficiencia está comprobada puede causar deterioro, debilidad y caída del cabello.

He recopilado ocho recetas de jugos, que incluyen frutas, verduras, vegetales, especias, las cuales son ricas en antioxidantes. Algunos de estos jugos se pueden tomar diario, otros es mejor espaciarlos a los días recomendados.

La piel es un órgano de expulsión, es probable que muchos problemas cutáneos y de crecimiento capilar lento, tengan su origen en una mala alimentación, y es allí donde hay que tratar el problema. No se asombre que después de unos días pueda ver algunos granos en su rostro, como consecuencia de la limpieza que está ocurriendo en su organismo. Pueden pasar 12 semanas después de haber empezado a consumir un alimento, para observar su beneficio, no se desespere.

3.1.1 Jugo de manzana

Una manzana con piel, debe ser
del tipo RED DELICIOUS (GRANNY
SMITH o GOLDEN DELICIOUS)

Un puñado de fresas

3 cucharadas de avena molida

Un puñado de almendras o nueces

1/4 de cucharadita de clavo de olor

1/4 de cucharadita de canela en polvo

Una taza y media de agua

Hielo al gusto

Coloque todos los ingredientes en la licuadora
por 20 segundos, tómelo inmediatamente

Se puede tomar todos los días.

3.1.2 Jugo de chirivía

(Zanahoria blanca)

Una chirivía entera (o zanahoria)

Una taza de jugo de naranja casero sin azúcar

1/4 de cucharadita de jengibre

1/4 de cucharadita de clavo en polvo

Hielo al gusto

Licuar y tomar en las mañanas

Se puede colar un poco la fibra de
la zanahoria, pero no toda

Se puede tomar 3 veces a la semana.

3.1.3 Jugo de aguacate

Un aguacate mediano y maduro
Un vaso de leche de almendras
Una banana mediana
1/2 cucharadita de clavo en polvo
Hielo al gusto
Licue y beba inmediatamente
Se puede tomar 3 veces a la semana.

3.1.4 Jugo de cerezas

Detox

Un cuarto de taza de cerezas sin hueso
Un cuarto de taza de moras
Un vaso de agua
1/2 cucharadita de canela en polvo
Hielo al gusto
Licua y bebe inmediatamente
Se puede tomar 2 a 3 veces a la semana.

3.1.5 Jugo de amaranto y papaya

Una taza y media de leche de amaranto,
almendras o soya orgánica

Un cuarto de taza de papaya fresca

1 cucharada de mantequilla de
cacahuete o de almendras

Hielo al gusto

Licue y beba inmediatamente

Se puede tomar todos los días.

3.1.6 Jugo de caléndula y banana

Media taza de infusión de caléndula

Media taza de agua

Una banana grande y madura

Media taza de papaya fresca

1 cucharadita de polen de abejas

Media cucharadita de clavo de olor

Hielo al gusto. Licue y beba inmediatamente
Se puede tomar 2 a 3 veces por semana.

3.1.7 Jugo de espinacas

Una taza de espinacas frescas

Un kiwi pelado

Un par de fresas rojas y grandes

Una taza y media de agua

El zumo de un limón grande

Hielo al gusto

Licue los ingredientes, por último,
agregue el zumo de limón, si quiere
puede endulzar con stevia.

Tome inmediatamente

Se puede tomar todos los días.

3.1.8 Jugo de aloe vera

Un trozo de áloe vera

Una zanahoria grande

Un puñado de espinacas o col rizada

Una taza y media de jugo de naranja natural sin azúcar, puede endulzar con stevia

Hielo al gusto

Licue los ingredientes, y tome inmediatamente

Se puede tomar 3 veces a la semana.

3.2 Ensaladas

Estas dos ensaladas deliciosas y fáciles de preparar, abarcan una variedad de verduras y hortalizas de gran aporte nutricional, todos los días debería consumir una porción generosa de una ensalada de verduras, a la que puede agregar otros alimentos de gran valor nutricional, como frutos secos, frutas secas, semillas y aderezos caseros.

3.2.1 Ensalada multicolor

5 oz de col rizada

Una zanahoria, en rodajas finas o ralladas

Media taza de frijoles, cocidos y enjuagados

Media taza de nueces

Media taza de arándanos orgánicos frescos

Media cucharada de semillas de granada

Semillas de girasol al gusto.

3.2.2 Ensalada de aguacate

Un aguacate maduro, cortado en cuadros
Perejil finamente picado
Un tomate grande cortado en rodajas
Cebolla roja cortada en juliana
Media taza de garbanzos precocidos y secos

Aderezo: 2 cucharadas de vinagre de arroz
Una cucharada de salsa de soya
Dos cucharadas de aceite de sésamo o ajonjolí
Una cucharadita de aceite de oliva.

4. Tratamientos para crecimiento

Los tratamientos naturales que elegi para este libro, son eficaces, algunos desde el primer mes, otros despues de 3 meses y otros despues de 6 meses, lea con cuidado la informacion de cada uno de ellos, y elija uno que se ajuste mas a su necesidad.

No todos los tratamientos trabajan de la misma manera, hay unas plantas que pueden inhibir la enzima 5 Alfa Reductasa, causante de la alopecia, como la ORTIGA, y al inhibir esta enzima, se detiene la caída y puede renovarse el ciclo de crecimiento normalmente.

Otros extractos, como el extracto mineral de salvado de ARROZ, tienen un mecanismo distinto, éste al entrar en contacto con la piel, detona una reacción química en cadena, movilizando la comunicación celular, que llega hasta los genes que están en el interior de las células epiteliales (hay 22 genes relacionados al folículo piloso, cada uno con una información genética y una responsabilidad distinta), toda este proceso químico tiene como resultado una prolongación de la fase anágena al aumentar el colágeno tipo I, fibronectina, ALP, y colágeno tipo IV. El extracto mineral de salvado de arroz frena la caída y promueve el crecimiento a un mayor ritmo.

Cada planta, cada extracto, cada aceite, y cada combinación de aceites, por su única formulación química, puede llevar al mismo resultado, pero trabajando de un único modo en las células de nuestro cuero cabelludo, al final podremos tener un cabello más sano, más fuerte y un crecimiento por mes mucho mayor.

Aunque cada tratamiento herbal cuenta con su bibliografía al final de libro, NO es todo lo que se ha investigado ni descubierto con respecto a esa planta o tratamiento en particular, hay mucha más información que por motivo de espacio no fue incluida en este material.

Este libro es un resumen de mis investigaciones acerca del tema de crecimiento del cabello. El libro 'Guía definitiva del cabello largo' abarca mucha más información acerca de esta temática.

4.1 Tratamiento de aceites para crecimiento

Aceite de coco y aceite de comino negro

La combinación más potente del mundo, según los investigadores de un estudio realizado por la universidad UiTM Kuala Terengganu, en Malaysia (2014), quienes evaluaron la efectividad de 4 diferentes preparaciones, en combinación con el aceite de coco, estas soluciones herbales fueron aplicadas sobre las cabezas rapadas de los participantes, para observar con cual preparación se obtendría el máximo crecimiento. Una de las soluciones herbales fue aceite de coco y aceite de comino negro.

El componente nutricional de Nigella sativa (nombre científico del comino negro) que es omega 3 y omega 6, ya se conoce como bio molécula que promueve la circulación sanguínea, especialmente cuando se toma por vía oral.

Por lo tanto, este estudio demostró que por su bajo peso molecular estos ácidos linoleicos, TAMBIÉN pueden penetrar fácilmente cuando se aplica el aceite en la superficie (ver bibliografía).

Como resultado de esta combinación, un participante que venía con un crecimiento mensual de 1.09 cm, logro al final del tratamiento llegar a 2.60 cm al mes, aplicando solo estos dos aceites. Los otros participantes obtuvieron un crecimiento milímetros mas o menos, siendo la media 2.6 cm de crecimiento por mes.

Se recomienda que los aceites sean 100% puros, orgánicos, sin aditivos ni agregados, adquiridos recientemente (el aceite de coco puede ser casero), no deben haber estado mucho tiempo almacenados, ni haber sido expuestos al calor o al sol.

Realice un suave masaje en el cuero cabelludo, por 10 minutos, con estos dos aceites, en partes iguales, deje actuar de 1 a 3 horas, lave con champú. Hágalo 3 veces a la semana.

4.2 Tratamiento de aceite esencial

Aceite esencial de Lavanda

Un estudio publicado por la International journal of cosmetic science, llamado 'Aplicación de aceites esenciales microencapsulados en productos cosméticos y para el cuidado personal de la salud: una revisión', deja la siguiente guía de aceites esenciales para el cuidado del cabello y cuero cabelludo:

Anti caspa: Tomillo, Ajo, Árbol de té, Bergamota.

Brillo y acondicionamiento: Lavanda, Pimenta racemosa de la India y Manzanilla.

Protector solar: Lavanda, Orégano.

Limpiador: Romero, Lavanda, Naranja dulce.

Crecimiento capilar: Aceite esencial de salvia (úsese del mismo modo que el a.e de lavanda).

El aceite esencial de lavanda fue examinado en otro estudio en el año 2016 por la Korean Society of Toxicology, la aplicación tópica se realizó en la espalda de los ratones (100 µL por aplicación), una vez al día, 5 veces a la semana, durante 4 semanas.

Se presento un aumento de 200x del número de mastocitos (MC) en las capas dérmica y subcutánea, usando un microscopio óptico. Los resultados de este estudio muestran el marcado efecto promotor del crecimiento del cabello del aceite de lavanda, como lo demuestran las observaciones morfológicas e histológicas (ver bibliografía).

Este aceite esencial puede ser usado para tratar la caída del cabello, y estimular el crecimiento de nuevos cabellos, más gruesos y fuertes.

Realice esta receta para crecimiento:

15 ml de aceite de aceite puro de ajonjolí

15 ml de aceite puro de coco (puede ser casero)

12 gotas de aceite esencial de Lavanda

Guarde en un frasco de vidrio, con gotero, color oscuro, en un lugar seco y fresco, tape bien. Realice un masaje en el cuero cabelludo, por 10 minutos, con este aceite, deje actuar de 1 a 3 horas, lave con champú. Hágalo 3 veces a la semana.

El aceite de coco ha sido estudiado para medir su efecto en el crecimiento del cabello, y puede lograr un estímulo, pero en menor escala que cuando se mezcla con el aceite de comino negro. Por su alto contenido de ácidos grasos de cadena corta, y bajo peso molecular, el aceite de coco puede también ser usado como tratamiento previo al champú, por 6 horas, previniendo la perdida de proteína.

4.3 Tratamiento herbal de crecimiento

Cola de caballo

La cola de caballo (*Equisetum arvense*), es reconocida como una de las plantas acumuladores de Si (silicio) más altos en el reino vegetal, convirtiéndose en un modelo valioso para estudiar la absorción y deposición de este. ¿Qué es el silicio? Es un elemento químico, el segundo más abundante en la corteza terrestre, Su presencia en tejidos vitales lo convierte en un mineral esencial, aunque se halla en células y tejidos, se desconoce aún su papel exacto en los procesos metabólicos.

La cola de caballo (Equisetum Arvense) es la planta para la síntesis de colágeno por excelencia, puede usarla o mezclarla con otra, pero por sí sola hace el trabajo, puede usar su aceite esencial o un tratamiento comercial a base de esta planta bendita para la belleza. Su preparación y aplicación es igual que el romero, ortiga, menta o tomillo. Se recomida una suplementación oral de 2 tazas al día de esta planta en forma de infusión, por 2 meses, descansando 2 semanas y retomando el tratamiento. se beneficia su salud, piel, cabello y uñas. Se consigue en pastillas también.

Para frenar la caída del cabello y estimular su crecimiento, compre el extracto con agua destilada, o prepare una versión casera, de la siguiente manera: tome 3 cucharadas de cola de caballo seca, agregue 100 ml de agua hirviendo, deje enfriar, realice un enjuague en su cabello, deje actuar 30 minutos y enjuague con abundante agua. repita 2 a 3 veces por semana.

Esta planta es tan efectiva para el crecimiento del cabello, que no necesita agregar otro ingrediente adicional.

Pero si le gustan las combinaciones de hierbas, y recibir más beneficios en una misma preparación, recree la siguiente receta con los ingredientes que usaron estos investigadores.

Se requieren 40 gramos en total de las siguientes plantas: ortiga mayor, ortiga menor (Urtica Dioica, Urtica dioica), extracto de cola de caballo, extracto de las partes aéreas de Achillea Millefolium (milenrama-miel en rama), y extracto de flor de manzanilla. Las plantas secas fueron cortadas finamente. 40 g de planta en total, se extrajo con 500 ml de agua destilada durante 3 horas a 100°C, utilizando extracción Soxhlet. El extracto fue filtrado a través de un papel de filtro en una botella estéril.

Usted puede usar una cacerola o una tetera, y preparar esta cocción guardando las proporciones, si le parece mucho tiempo 3 horas, reduzca a 1 hora, deje enfriar, filtre y use el líquido junto con el extracto de hierbas como un tratamiento en el cuero cabelludo y cabello antes del champú, 3 veces a la semana.

4.4 Tratamiento de crecimiento

Romero, extracto o aceite esencial

Un estudio publicado por la revista Skin Appendage Disorders, evaluó la eficacia clínica del aceite de romero en el tratamiento de la alopecia androgenética (AGA) y comparo sus efectos con minoxidil al 2%.

Resultados: Después de 6 meses de aplicación tópica, ambos grupos mostraron crecimiento de cabellos, con la ventaja que el grupo que uso aceite de romero presento menos picazón en el cuero cabelludo que los que usaron minoxidil 2%.

El romero es una de esas plantas que tienen bien ganada su fama como embellecedor del cabello, ya que favorece la irrigación sanguínea, y estimula poderosamente el crecimiento del cabello, ademas intensifica el oscuro de los cabellos naturales.

Realice su propio extracto de la misma manera que la cola de caballo, pero no enjuague al final, déjelo sobre su cabello (puede oscurecer el cabello).

Si no quiere que se oscurezca, realice el siguiente

tratamiento: Consiga el aceite esencial de romero y úselo de la siguiente manera:

30 ml de aceite puro de coco, prensado en frio, sin refinar, orgánico.

12 gotas de aceite esencial de Romero

Realice un masaje en el cuero cabelludo, por 10 minutos, con este aceite, deje actuar de 1 a 3 horas, lave con champú. Hágalo 3 veces a la semana.

4.5 Tratamiento de crecimiento

Té verde y té blanco

Es un estimulante del crecimiento del cabello, porque inhibe la 5-alfa-reductasa enzima que causa la alopecia. Como resultado, el té verde detiene la caída del cabello. Ayuda a combatir la sequedad del cuero cabelludo y la caspa. Abunda en compuestos esenciales, el polifenol, que se encuentra en el té verde, es bueno para las raíces del cabello y los folículos pilosos, lo que lleva a la regeneración del cabello. Una investigación presentada en el segundo Simposio Coreano-ASEAN sobre Productos Naturales en el 2014, realizo una comparación usando extractos etanolicos de té blanco, y de té verde, para establecer cual promovía mejor el crecimiento del cabello, conclusión: ambos estimulan el crecimiento capilar: tanto el té verde como la micro emulsión de té blanco son físicamente estables, la formulación no causó irritación. Puedes tomar dos tazas diarias, por 2 meses, y aplicar una infusión concentrada sobre el cuero cabelludo dos veces a la semana. Tres bolsas de té verde orgánico por cada taza de agua, por 2 meses, descanse un mes del tratamiento oral, y repita por otro mes más.

El aceite esencial de camellia sinensis (té verde) ha sido

usado por las mujeres de Asia para conservar la belleza
de su piel y cabello.

4.6 Masajes capilares

Un estudio en Japón, llevado a cabo con 9 hombres sanos, recibieron 4 minutos de masaje al cuero cabelludo por día durante 24 semanas, utilizando un dispositivo de masaje del cuero cabelludo. Los resultados se observaron después de esas 24 semanas, y fueron los siguientes:

Engrosamiento de los cabellos, debido a las fuerzas de estiramiento, que provocan cambios en la expresión génica en las células de la papila dérmica humana, no se notaron cambios en el ritmo de crecimiento, como tampoco disminución de la caída del cabello, el engrosamiento capilar fue el <u>único</u> beneficio reportado.

Los masajes capilares contribuyen a incrementar la irrigación de la sangre en el cuero cabelludo, lo que puede favorecer la nutrición de esta parte de nuestro cuerpo, dicen los investigadores que este puede ser el motivo por el cual, la realización de estos masajes aumenta el grosor del cabello.

El aceite de esencial de menta piperita, el aceite esencial de lavanda, el aceite esencial de romero y la cola de caballo, también engruesan la hebra capilar.

4.7 Champú de café

En el año 2006, en Berlín Alemania, se adelantó un estudio para medir la eficacia de una formulación de CHAMPÚ DE CAFÉ, con el fin de probar este mundialmente famoso método de crecimiento capilar, y se pudo confirmar que, en efecto, con solo 2 minutos de contacto del champú de café, en el cuero cabelludo, son suficientes, para lograr una muy rápida penetración aun con los folículos pilosos previamente bloqueados y sin importar el grosor de la piel. Haga el café un poco más fuerte que de costumbre, y tome de 4 a 8 cucharadas de este café y agréguelo a su frasco de champú. Bata bien antes de usar, de un masaje el cuero cabelludo suavemente 2 a 5 minutos.

4.8 Pre poo: Aceite de coco

El Rey de los aceites capilares

Una de las rutinas recomendadas en este libro, es el pre poo, o tratamiento previo al champú, y el aceite sugerido para este propósito es el aceite de coco puro, prensado en frio. ¿Qué es el pre poo? Es un tratamiento que aplicas a tu cabello antes del champú.

Es el único aceite vegetal, al momento, que ha mostrado en diferentes estudios, un efecto protector de la proteína capilar, el aceite de coco es el favorito de muchas, y no sin razón: mantiene el cabello sano, brillante, previene las horquillas y los efectos del envejecimiento prematuro, como la calvicie y la caída excesiva del cabello. Entre los beneficios que destacan este aceite de los demás, es su bajo peso molecular (554.8 g/mol- 680 g/mol), que inhibe la penetración del agua, del aire y el medio ambiente circundante, y además puede unirse a la estructura proteica natural del cabello, evitando su deterioro y rompimiento, como es cuando aparece la horquilla: hace más fuerte al cabello. Esto quedó evidenciado en varias investigaciones (ver bibliografía).

Un estudio realizado en India, por el Departamento de Cuidado de la Naturaleza, de Industrias Marico, tomo 3 diferentes aceites que son de uso popular para el cabello en dicho país, entre ellos el aceite de coco, se descubrió que este último fue el <u>único</u> capaz de reducir notablemente la pérdida de proteínas del cabello, protegiendo tanto cabellos sanos como dañados, cuando es aplicado como pre poo, antes del champú. Concluyen los investigadores que el aceite de coco, que es un triglicérido del ácido láurico (ácido graso principal), tiene una gran afinidad por las proteínas del cabello debido a su bajo peso molecular y su cadena lineal recta, que puede penetrar dentro del tallo del cabello. Este estudio se realizó con cabellos lisos, rizados y con permanente.

Se destaca su propiedad refrescante, anti caspa, retenedor de la humedad del cabello y protector. Realícelo una vez a la semana para cabellos sanos, dos veces para cabellos deteriorados. El tiempo que se recomienda es de 6 horas, ya que, en otra investigación, se observo que el beneficio al cabello aumento con el trascurso de las horas en las que el aceite estaba en contacto con los cabellos, siendo este tiempo, 6 horas, donde se observó mayor absorción sin daño en la hebra capilar.

4.9 Salvado de arroz

El salvado de arroz, al igual que la cola de caballo, es rica en silicio (Si, 65% en peso), pero además, en potasio (K), fósforo (P), carbono (C), K2O, CaO, Na2O, MgO, Al2O3, ZnO, MnO2 y Fe2O3, así como los ácidos silícicos solubles. El silicio es conocido por una serie de propiedades químicas y físicas cruciales, por lo que es un elemento necesario en la alimentación. La mayoría de los compuestos de silicona son insolubles en agua, sin embargo, el anhídrido de ácido silícico del ácido monomérico ortosilícico (H4SiO4, OSA) es soluble en agua, y además es estable en soluciones acuosas altamente diluidas, la ingesta oral de una forma biodisponible de Silicio, tiene un efecto positivo sobre el cabello, piel y uñas, mejora la salud de los cabellos débiles, y los hace más resistente a la tracción. Todos estos factores hacen del salvado de arroz el mejor amigo de la belleza y salud capilar, consúmalo para tener una piel y un cabello más fuerte.

Conclusión de la investigación: el extracto de salvado de arroz (200 g de salvado 1 L de agua destilada, agitado a 400 rpm a 100 ° C durante 24 h), puede prolongar la fase anágena (de crecimiento) mediante el aumento del 400% del colágeno tipo I, fibronectina,

ALP, colágeno tipo IV y versicano mediante la activación de la vía de señalización β-catenina / Wnt. Lo cual hace de este ingrediente natural, una fabulosa elección si se desea lograr un cabello largo, grueso y resistente. Este estudio se hizo aplicando este extracto a las células capilares cultivadas.

Puede imitar este proceso, en casa, de la siguiente manera: use las mismas medidas que en el estudio, agregue 200 gramos de salvado de arroz (no arroz blanco, ni arroz integral), a una cacerola de agua destilada hirviendo, baje el fuego, y deje cocinar por 20 minutos, deje enfriar, y use esta agua como un tratamiento antes del champú, dejándolo en su cabello desde la raíz a las puntas, por 40 minutos. 3 veces a la semana.

5. Conclusión

La naturaleza nos ofrece una infinidad de compuestos vitaminas, minerales y antioxidantes que pueden traer no solo salud a nuestro cuerpo, sino también aportarnos belleza, de un modo natural, y en casa, sin gastar grandes cantidades de dinero.

Esa fue mi meta el día que arranque mi proyecto del blog, recopilar los mejores tratamientos de belleza natural, que han mostrado funcionar, para compartirlos con ustedes. Espero que hayan disfrutado esta información, la pongan en práctica y reciban esos beneficios que la naturaleza nos ofrece y que están al alcance de todos.

6. Bibliografía

1. Como crece el cabello:

Asociación americana de dermatología. (2018).
American Academy of Dermatology. Recuperado de: https://www.aad.org/public/kids/hair/how-hair-grows

2. Estrés, ansiedad, depresión y alopecia:

Rajoo, Y., Wong, J., Cooper, G., Raj, I. S., Castle, D. J., Chong, A. H.,..Y Kennedy, G. A. (2019). The relationship between physical activity levels and symptoms of depression, anxiety and stress in individuals with alopecia Areata [La relación entre los niveles de actividad física y los síntomas de depresión, ansiedad y estrés en individuos con alopecia Areata]. BMC Psychology, BMC Psychologyvolume 7, Article number, 48, doi: 10.1186/s40359-019-0324-x

3. Alimentación y cabello:

Trüeb, Ralph. (2015). Effect of Ultraviolet Radiation, Smoking and Nutrition on Hair [Eefecto de la radiacion ultravioleta, el tabaquismo y la nutricion en el cabello]. Current Problems in Dermatology, Karger, 47, 107-120, doi: 10.1159/000369411

4. Vitaminas, minerales y perdida de cabello:

Almohanna, HM., Ahmed, AA,. Tsatalis, JP,. Tosti, A. (2018). The Role of Vitamins and Minerals in Hair Loss: A Review [El rol del papel de las vitaminas y minerales en la perdida de cabello: una revision]. Dermatology and Therapy, 9, doi: 10.1007/s13555-018-0278-6

5. Carencia de Vitamina D y alopecia no cicatricial:

Gerkowicz, A., Chyl-Surdacka, K., Krasowska, D., y Chodorowska, G. (2017). The Role of Vitamin D in Non-Scarring Alopecia. International journal of molecular sciences [El papel de la vitamina D en la alopecia sin cicatrices]. Revista International Journal of Molecular Sciences, 18 (12), 2653, doi: 10.3390/ijms18122653

6. Procyanidin B-2, manzanas y crecimiento del cabello:

Kamimura, A., y Takahashi, T. (2002). Procyanidin B-2, extracted from apples, promote hair growth: A laboratory study [La procianidina B-2, extraída de manzanas, promueve el crecimiento del cabello: un estudio de laboratorio]. The British journal of dermatology, 146 (1), 41-51, doi: 10.1046/j.0007-0963.2001. 04558.

7. **Masajes capilares** al cuero cabelludo, Aumento del grosor:

Koyama, T., Kazuhiro, K., Hama, T., Murakami, K. (2016). Standardized Scalp Massage Results in Increased Hair Thickness by Inducing Stretching Forces to Dermal Papilla Cells in the Subcutaneous Tissue [Resultados estandarizados del masaje del cuero cabelludo aumentan el grosor del cabello al inducir fuerzas de estiramiento a las células de la papila dérmica en el tejido subcutáneo]. EPlasty, 16: e8. Recuperado de: https://www.ncbi.nlm.nih.gov/pmc/articles/PMC4740347/x

8. **Té verde ingerido** y crecimiento del cabello:

Yesudian P. (2012). Can beverages grow hair on bald heads? [¿Pueden las bebidas hacer crecer el cabello en cabezas calvas?]. International Journal of Trichology, 4 (1), 1–2, doi:10.4103/0974-7753.96078

9. Té verde para **alopecia**:

Rondanelli, M., Perna, S. , Peroni, G. and Guido, D. (2016). A bibliometric study of scientific literature in Scopus on botanicals for treatment of androgenetic alopecia [Un estudio bibliométrico de literatura científica en Scopus sobre productos botánicos para el tratamiento de la alopecia androgénetica]. J Cosmet Dermatol, 15, 120-130, doi:10.1111/jocd.12198

10. Té **verde y te blanco**:

Hasibuan RW., Djajadisastra, J., Amin, J., y Farhanah, N. (2014). Physical Stability, Safety and Hair Growth Activity from Microemulsion Containing White Tea Ethanolic Extract Compared to Green Tea (Camellia Sinensis, L) [Estabilidad física, seguridad y actividad de crecimiento del cabello a partir de microemulsión que contiene extracto etanólico de té blanco en comparación con el té verde (Camellia Sinensis, L)]. Facultad de Farmacia, Universitas Indonesia, Depok, West Java, 16424, Indonesia. Recuperado de: https://www.academia.edu/20282324/green_tea_and_white_tea_on_hair_growth

11. Mezcla de: partes de **ortiga**, hojas de **cola de caballo**, flor de **manzanilla**, extracto de **milenrama**, extracto de fruta de **algarrobo** y otros, para el crecimiento del cabello: Penetración del silicio en el folículo y la matriz capilar.

Pekmezci, E., Dundar, C., y Turkoglu, M. (2018). Proprietary Herbal Extract Downregulates the Gene Expression of IL-1α in HaCaT Cells: Possible Implications Against Nonscarring [El extracto herbal patentado regula la expresión génica de IL-1α en células HaCaT: posibles implicaciones contra la alopecia no cicatricial]. Medical archives journal of Academy of Medical Sciences, (Sarajevo, Bosnia y Herzegovina), 72(2), 136–140, doi:10.5455/medarh.2018.72.136-140

12.   **Cola de caballo:**

Julien Vivancos, Rupesh Deshmukh, Caroline Grégoire, Wilfried Rémus-Borel, François Belzile, Richard R. Bélanger. (2016) Identification and characterization of silicon efflux transporters in horsetail (Equisetum arvense) [Identificación y caracterización de transportadores de salida de silicio en cola de caballo (Equisetum arvense)]. Journal of Plant Physiology, 200, 82-89, doi: 10.1016/j.jplph.2016.06.011

13.   **Silicio** y colágeno:

Araújo, Lidiane Advincula de, Addor, Flavia, & Campos, Patrícia Maria Berardo Gonçalves Maia. (2016). Use of silicon for skin and hair care: an approach of chemical forms available and efficacy [Uso de silicio para el cuidado de la piel y el cabello: un enfoque de formas químicas disponibles y eficacia]. Anais Brasileiros de Dermatología, 91(3), 331-335, doi: 10.1590/abd1806-4841.20163986

14.   Aceite de **coco y comino negro** para crecimiento capilar:

RMuhammud, A., Bakar, RA., Mat Amin, AR., y Jaafar R. (2014). The effectiveness of coconut oil mixed with herbs to promote hair growth [La efectividad del aceite de coco mezclado con hierbas para promover el crecimiento del cabello]. International Journal of Ethics in Engineering & Management Education, ISSN: 2348-4748, 1, Issue 3. Recuperado de: https://www.academia.edu/6773244/27-30-Article_The_Effectiveness_of_Coconut_Oil_Mixed_With_Herbs_To_Promote_Hair_Growth

15.   Aceite de **coco** (Cocos nucifera) como mejor aceite protector de la proteína capilar:

Gode., V & Bhalla, Nitesh & Shirhatti., Vilas & Mhaskar., Sudhakar & Kamath, Yash. (2012). Quantitative measurement of the penetration of coconut oil into human hair using radiolabeled coconut oil [Medición cuantitativa de la penetración del aceite de coco en el cabello humano utilizando aceite de coco radio marcado]. Journal of cosmetic science, 63, 27-31. Recuperado de: de http://europepmc.org/abstract/med/22487449

16.   Aceite de coco para la prevención de **daño capilar:**

Reduce notablemente la pérdida de proteínas tanto para el cabello no dañado como para el dañado cuando se usa como producto de aseo previo al lavado y posterior al lavado.

S Rele., Aarti., & B Mohile, R. (2002). Effect of mineral oil, sunflower oil, and coconut oil on prevention of hair damage [Efecto del aceite mineral, el aceite de girasol y el aceite de coco en la prevención del daño capilar]. Journal of cosmetic science, 54, 175-92. Recuperado de: https://www.ncbi.nlm.nih.gov/pubmed/12715094

17.   Aceite y **otros derivados del coco,** efectos saludables en el cabello:

Para prevenir el daño del cabello debido a la pérdida de proteínas durante los procesos de aseo y la exposición a los rayos ultravioleta (UV).

Boemeke, Laura & Marcadenti, Aline & Busnello, Fernanda & Bertaso, Catarina & Gottschall, Catarina. (2015). Effects of Coconut Oil on Human Health [Efectos sobre la salud del aceite de coco: una revisión narrativa de la evidencia actual). Open Journal of Endocrine and Metabolic Diseases, 5, 84-87, doi: 10.4236/ojemd.2015.57011

18.   **Champú** de café:

Otberg, N., Teichmann, A., Rasuljev, U., Sinkgraven., R, Sterry W., y Lademann J. (2007). Follicular
Penetration of Topically Applied Caffeine via a Shampoo Formulation [Penetración folicular de cafeína aplicada tópicamente a través de una formulación de champú]. Skin Pharmacol Physiol, 20, 195-198, doi: 10.1159/000101389

19.   Aceites **esenciales** y caspa, hongos y otras alteraciones cutáneas:

Rutherford, T.R., Nixon, R., Tam, M.M., & Daoud, F. (2007). Allergy to tea tree oil: retrospective review of 41 cases with positive patch tests over 4.5 years [Alergia al aceite de árbol de té: revisión retrospectiva de 41 casos con parches positivos durante 4.5 años]. The Australasian journal of dermatology, 48 (2), 83-7, doi: 10.1111/j.1440-0960.2007.00341.x

20.   Aceite esencial de **lavanda**

Lee BH, Lee JS, Kim YC. (2016). Hair Growth-Promoting Effects of Lavender Oil in C57BL/6 Mice. Toxicological Research, 32, 103-108, doi: 10.5487/TR.2016.32.2.103

21.   Salvado de arroz para el **crecimiento** del cabello:

Kim, Y.-M., Kwon, S.-J., Jang, H.-joon, & Seo, Y.-K. (2017). Rice bran mineral extract increases the expression of anagen-related molecules in human dermal papilla through wnt/catenin pathway [El extracto mineral de salvado de arroz aumenta la expresión de moléculas relacionadas con el anágeno en la papila dérmica humana a través de la vía wnt / catenina]. Food & Nutrition Research, 61. Recuperado de: https://foodandnutritionresearch.net/index.php/fnr/article/view/1168

22.   Aceite esencial de **romero** y crecimiento del cabello:

Murata, K., Noguchi, K., Kondo, M., Onishi, M., Watanabe, N.S., Okamura, K., y Matsuda, H. (2013). Promotion of hair growth by Rosmarinus officinalis leaf extract [Promoción del crecimiento del cabello por extracto de hoja de Rosmarinus officinalis]. Phytotherapy research, 27 (2) 212-7, doi: 10.1002/ptr.4712

23.   Aceite esencial de **romero** y crecimiento del cabello:

Panahi, Y., Taghizadeh, M., Marzony, ET., y Sahebkar, A. (2015). Rosemary oil vs minoxidil 2% for the treatment of androgenetic alopecia: a randomized comparative trial [Aceite de romero vs minoxidil 2% para el tratamiento de la alopecia androgenética: un ensayo comparativo aleatorizado]. Skinmed, 13 (1), 15-21. Recuperado de: https://www.ncbi.nlm.nih.gov/pubmed/25842469

24. Mezcla de **aceites esenciales** y crecimiento del cabello:

Hay IC., Jamieson M., y Ormerod AD. (1998). Randomized trial of aromatherapy. Successful treatment for alopecia areata [Ensayo aleatorizado de aromaterapia. Tratamiento exitoso para la alopecia areata]. Arch Dermatol, 135 (5), 602-b-603, doi: 10.1001/archderm.134.11.1349

La naturaleza es asombrosa, hay tanto por descubrir. Creo que el potencial medicinal contenido en las plantas va a seguir sorprendiéndonos en los años venideros, en la medida que se adelanten más investigaciones.

…Mientras ellas están allí, silenciosas…esperándonos…

Ana María Paternina

Contacto: bellezanaturalblog@gmail.com

instagram.com/bellezanatural.blog

www.ingramcontent.com/pod-product-compliance
Lightning Source LLC
Chambersburg PA
CBHW061525250726

48657CB00005B/2080